Dʳ Henry MANDEL

LES
MICROBES PATHOGÈNES
ET
L'ORGANISME ANIMAL

CONCEPTIONS NOUVELLES

SUR LA SYMBIOSE SOMATO-PARASITAIRE

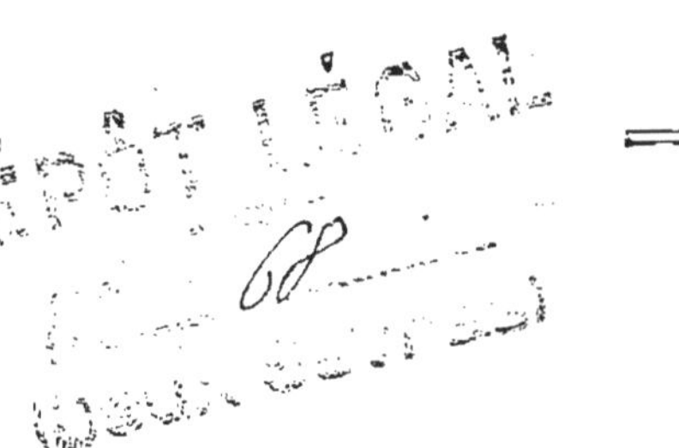

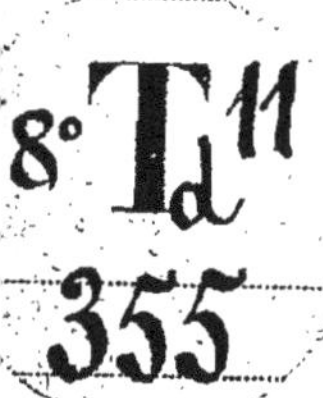

MASSON ET Cⁱᵉ, ÉDITEURS
LIBRAIRES DE L'ACADÉMIE DE MÉDECINE
120, Boulevard Saint-Germain, PARIS (VIᵉ)
1923

Dr HENRY MANDEL

LES
MICROBES PATHOGÈNES
ET
L'ORGANISME ANIMAL

CONCEPTIONS NOUVELLES

SUR LA SYMBIOSE SOMATO-PARASITAIRE

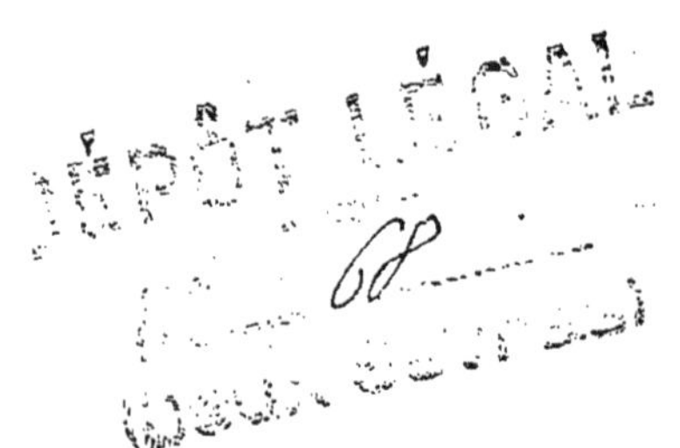

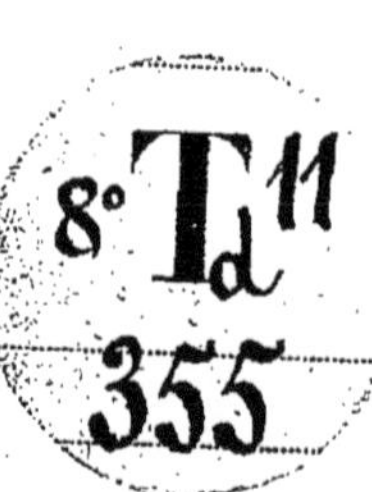

MASSON ET Cie, ÉDITEURS
LIBRAIRES DE L'ACADÉMIE DE MÉDECINE
120, Boulevard Saint-Germain, PARIS (VIe)
1923

LES MICROBES PATHOGÈNES

ET

L'ORGANISME ANIMAL

Dᵣ HENRY MANDEL

LES
MICROBES PATHOGÈNES
ET
L'ORGANISME ANIMAL

CONCEPTIONS NOUVELLES

SUR LA SYMBIOSE SOMATO-PARASITAIRE

MASSON ET Cⁱᵉ, ÉDITEURS
LIBRAIRES DE L'ACADÉMIE DE MÉDECINE
120, Boulevard Saint-Germain, PARIS (VIᵉ)
1923

LES MICROBES PATHOGÈNES
ET L'ORGANISME ANIMAL

I

Malgré le nombre incommensurable des travaux, des recherches et des hypothèses qui ont été le fruit des découvertes de Pasteur et de son école, nos conceptions sur le rôle des parasites pathogènes, sur l'interprétation des diverses répliques de l'organisme attaqué et sur le sens de nos interventions thérapeutiques, sont loin de nous fournir une image logique et satisfaisante des faits acquis.

Bien au contraire, trop souvent les théories et la pratique semblent avoir suivi des voies différentes et divergentes.

Dans l'ivresse et l'enthousiasme causés par les découvertes pastoriennes, l'on avait jeté par-dessus bord — et à bon escient — les théories surannées en contradiction flagrante avec les nouvelles vérités expérimentales ; mais avec ces théories l'on s'était également départi de bon nombre de connaissances empiriques qui, pourtant, avaient fait leur preuve depuis des siècles.

Devant la dictature de l'antisepsie, de l'asepsie, de la spécificité des anticorps, une bonne partie de l'ancienne thérapie fut balayée.

Et, en effet, les premiers succès justifiaient cet enthousiasme.

Les possibilités, dorénavant illimitées, des interventions chirurgicales, après l'élimination quasi complète des dangers d'infection, frappèrent au plus haut degré les imaginations.

La découverte d'armes efficaces contre des ennemis inattaquables jusqu'alors, comme la rage et la diphtérie, sembla prouver qu'on était dans la bonne voie. Des millions de vies humaines avaient succombé jusque-là périodiquement aux épidémies et aux endémies de typhoïde, de choléra, de peste. En apprenant à connaître les microbes pathogènes de ces affections, on put préserver d'innombrables individus de la maladie et de la mort.

Tout cela fut une œuvre magnifique, dont nous mesurons à peine à l'heure actuelle la réelle grandeur.

Les résultats de la prévention des infections microbiennes sont, pour ainsi dire, définitifs et presque absolus. Là où ils font encore défaut, il s'agit d'accidents isolés ou de difficultés techniques, mais partout le chemin est tracé, et il ne peut pas y avoir de doute sur la marche à suivre. Théoriquement, ces problèmes sont résolus.

Notre but est clair et précis : barrer à ces microbes les voies d'accès vers l'organisme, isoler leurs foyers et les détruire.

A ce principe de l'anéantissement de l'ennemi, Jenner,

Pasteur et leurs continuateurs ont ajouté une seconde arme : celle de la création ou du renforcement de la défense, c'est-à-dire de l'immunisation préventive de l'individu.

Là encore, les théories et la pratique sont d'accord toutes deux, et logiques, lorsqu'il s'agit de maladies laissant derrière elles une immunité plus ou moins durable et efficace. La variole, la typhoïde, le choléra, sont combattus et évités avec succès de cette façon.

Enfin, Behring et ses successeurs ont réussi à combattre certaines maladies toxiques en neutralisant les poisons microbiens par des contre-poisons physiologiques.

Les trois procédés que nous venons de rappeler : les mesures d'hygiène et d'asepsie, l'immunisation préventive et la sérothérapie antitoxique, portent la marque des grandes découvertes et des grands progrès ; ils sont clairs et simples dans leurs principes. La plupart d'entre eux ont été reconnus et mis en pratique empiriquement avant que les expériences scientifiques soient venues confirmer leurs raisons d'être ; la science, en élucidant les raisons théoriques de ces procédés empiriques, a consolidé leur base et en a étendu les champs d'application.

Quelle différence lorsque nous comparons aux principes énoncés les nombreuses théories pathologiques et tentatives thérapeutiques qui leur ont succédé !

Depuis les essais de thérapie antituberculeuse de Koch jusqu'aux procédés les plus récents de vaccinothérapie et d'action par choc colloïdo-ou hémoclasique, nous nous débattons dans une confusion de théories obscures et contradictoires et de résultats pratiques incertains et inconstants. Lorsque Koch inocula, dans un but thérapeutique, à des organismes infectés de bacilles tuberculeux, des microbes ou des substances des microbes de cette maladie, il fit une chose théoriquement peu logique ; car, malgré tous les échafaudages des théories les plus subtiles, il restera toujours incompréhensible au simple bon sens, dans l'état actuel de nos conceptions, quel effet salutaire peut produire ce surcroît de microbes administré à un organisme qui en héberge déjà une quantité énorme.

D'autant plus qu'il est avéré, notamment depuis les travaux de Calmette, que ces microbes ne sont pas seulement localisés à une lésion limitée, mais que bon nombre d'entre eux sont entraînés par la circulation, et qu'ils prouvent du reste leur action générale par des manifestations allergiques qui sont décelables à n'importe quel endroit de l'organisme.

Toutefois, nous ferions injure à la mémoire du maître de la science que fut Koch si nous ne nous empressions de reconnaître que ses tentatives semblaient encouragées par des *milliers* de résultats probants dans ses expériences préalables de laboratoire, résultats qui, du reste, furent dès le début et qui sont encore à l'heure actuelle très souvent confirmés en thérapie humaine. Mais ces résultats, nous le disions tout à l'heure, sont infidèles et ils sont souvent contraires à notre attente. Comme on dut bientôt le reconnaître, la vaccinothérapie antituberculeuse *peut,* sans que nous en sachions voir la cause, mener à des catastrophes et tuer là où elle devrait guérir.

Voilà donc un procédé qui, théoriquement, manque de justification, et qui, pratiquement, constitue un outil dont nous connaissons mal l'utilité et les dangers. Il nous manque une conception d'ensemble qui nous guide dans nos interventions.

Ce qui est vrai pour l'application de la tuberculine l'est aussi pour toutes les autres tentatives de vaccinothérapie. Toujours théoriquement, nous faisons une chose incompréhensible en ingérant à un organisme infecté un surcroît de microbes ; toujours pratiquement, à côté de résultats salutaires, nous voyons des échecs néfastes.

A cette incompréhension et à cette inconstance des résultats s'ajoute mainte énigme ; et comment en pourrait-il être autrement alors que nous ne savons même pas, à l'heure actuelle, si les répliques visibles de l'organisme à l'infection sont ou ne sont pas salutaires ?

Des maladies qui ne sont pas immunisantes, comme la blennorrhagie, sont souvent guéries avec une rapidité étonnante par quelques injections de vaccin. Nous nous trouvons ici en face du fait inconcevable que, tandis qu'une infection ou une immunisation préalable eût été sans aucun effet sur l'évolution de la maladie acquise ultérieurement, la vaccinothérapie, c'est-à-dire l'injection de microbes faite après l'infection, est souvent suivie de résultats incontestables. Dans les complications de la blennorrhagie, les arthrites, les orchites, les cystites, nous voyons souvent, quelques heures après la première vaccination, une modification salutaire frappante des symptômes subjectifs et objectifs.

La rapidité de ces résultats devrait déjà nous être suspecte. Tandis que dans les maladies immunisantes, comme la typhoïde, ou dans nos essais scientifiques d'immunisation, un temps beaucoup plus long se mesurant par journées et par semaines est nécessaire pour obtenir un état d'immunité même très faible, ici nous provoquons avec une célérité incroyable une quasi-guérison.

Que dire devant des contradictions si patentes ? Notons que, dans la vaccinothérapie antiblennorrhagique, comme dans les traitements à la tuberculine, nous voyons quelquefois des échecs aussi retentissants que les succès. Nous avons vu ainsi un cas de blennorrhagie simple traité par des vaccins de l'Institut Pasteur se compliquer d'irite, d'arthrite et d'endocardite métastatiques. Il est hors de doute que, dans ce cas, la vaccinothérapie a provoqué une inondation du corps par le microbe, et cela malgré la stérilité absolument certaine du vaccin employé.

Tout ce problème se complique encore lorsque nous considérons que souvent l'on obtient les mêmes résultats thérapeutiques par des substances quelconques n'ayant aucune qualité d'antigène ou d'anticorps. Comme dans l'explication de la réaction de Wassermann, la part de spécificité fond journellement, et pourtant les résultats thérapeutiques des injections de térébenthine, de lait, de peptone sont là, incontestables ; et, à côté de ceux-ci, des résultats contraires, théoriquement tout aussi intéressants, sont également indéniables.

Nos conceptions actuelles ne nous fournissent aucune explication satisfaisante de ces énigmes.

Si nous essayons d'embrasser d'un coup d'œil plus large les régions de la pathologie générale, nous y trouvons d'aussi énormes contradictions entre la théorie en cours actuellement et nos interventions journalières avec leurs résultats thérapeutiques.

C'est surtout depuis les travaux et les interprétations parfois un peu mystiques de Metschnikoff que l'on a cru devoir admettre d'un façon générale que les phénomènes par lequels l'organisme a coutume de répondre à l'invasion de microbes pathogènes constituent des réactions de défense, propices et salutaires pour l'organisme, nuisibles pour les microbes.

Si cette conception n'était pour nous pas seulement un article de foi théorique, mais si nous étions persuadés honnêtement de sa valeur, nous devrions en tirer jusqu'au bout les conséquences dans la pratique ; nous devrions tâcher de soutenir, d'accélérer, de renforcer ces « réactions de défense ». En réalité, notre ligne de conduite — dont l'utilité est, du reste, confirmée par un empirisme séculaire — est toute opposée à nos conceptions théoriques ; non seulement nous ne soutenons pas, pour la plupart du temps, les efforts de l'organisme, mais, bien au contraire, nous les contrecarrons franchement. La fièvre, réaction soi-disant salutaire dans les infections microbiennes, qu'en faisons-nous ? Nous la combattons au plus vite. Le même thérapeutiste qui aura fait de la meilleure foi les plus lumineuses démonstrations sur les admirables mécanismes de défense de l'organisme s'empressera, appelé au chevet d'un typhique, de combattre la réaction fébrile.

La phagocytose, réaction de défense par excellence,

qu'en faisons-nous, par exemple, dans la blennorrhagie avec nos lavages ? Dans les affections streptococciques de la peau, notre premier soin est d'éliminer le pus, les croûtes et tous les autres produits de la réaction de l'organisme.

Là où le corps fait de l'inflammation, de la chaleur, nous appliquons de la glace ; là où il accumule du sang, nous dérivons par des ventouses, des sinapismes, etc. Les amygdales, l'appendice, avec leurs tissus lymphatiques, semblent des barrages naturels et appropriés ; ils semblent héberger des milliers de leucocytes prêts à exterminer les microbes au passage, — à la première alerte, nous les éliminons, — et les résultats semblent nous donner raison.

Ces exemples, chacun les multipliera à l'infini ; nous croyons en avoir cité assez pour mettre en évidence qu'entre nos conceptions théoriques actuelles sur la maladie en général et sur le mécanisme de l'action de la plupart de nos moyens thérapeutiques et la pratique médicale, il y a d'énormes contradictions.

La théorie s'est laissé entraîner par des spéculations sur des terrains bien mouvants, où elle a parfois échafaudé de beaux, mais de très fragiles édifices. La pratique de tous les jours, après avoir tenté de la suivre, a bientôt dû revenir aux vieilles méthodes empiriques.

Après les pratiques nihilistes de l'école de Vienne, nous revenons aujourd'hui aux saignées, aux ventouses, aux cautères, aux abcès de fixation.

Mais ce qui nous manque à l'heure actuelle, c'est une conception théorique pour expliquer notre action, pour la guider et l'élargir.

II

Essayons d'éclaircir les causes qui ont éloigné nos conceptions théoriques sur les maladies microbiennes de la réalité et les ont conduites dans une impasse.

Nos idées actuelles sont presque toutes basées sur les expériences courantes de laboratoire, expériences de culture, de virulence et d'immunité.

Les expériences de culture nous ont fait connaître les particularités morphologiques et biologiques de la plupart des microbes pathogènes ; nous avons appris ainsi à les isoler, à les distinguer, à faire le diagnostic de la maladie en question.

Mais, s'il est possible de différencier un bacille d'Ebert en connaissant quelques-unes de ses particularités biologiques, ces notions ne suffisent plus lorsqu'il s'agit d'étudier le mécanisme de la vie commune, de la collaboration du microbe et de l'organisme.

Car il est bien entendu que la maladie ce n'est pas le microbe pullulant dans un organisme nourricier comme dans un bouillon de culture ; il faut se rendre compte qu'il y un combat, une adaptation, parfois même une collaboration entre les deux organismes, et qu'aussi peu que, par exemple en physique, l'on pourrait donner une définition de la force sans les deux notions de la masse et de l'accélération, en pathologie l'on ne pourra arriver à une conception satisfaisante que lorsqu'on se sera décidé à étudier la *symbiose* somato-parasitaire (*).

Une telle symbiose n'existe qu'entre certaines races microbiennes et certains organismes strictement définis, entre lesquels l'adaptation s'est faite depuis des millénaires. Ainsi le bacille d'Ebert, le vibrion du choléra, certains staphylocoques dorés sont adaptés à l'homme, et chez le cobaye, le chien, le lapin, ils peuvent peut-être causer des réactions délétères, mais ils ne peuvent pas mener à une *maladie naturelle*.

Il ne suffit pas que des microbes injectés en quantités formidables — comme pratiquement ils ne peuvent jamais pénétrer dans un organisme — y causent la mort pour que nous puissions comparer un tel acte artificiel et brutal avec l'évolution d'une infection normale.

Et que sont en réalité, à peu d'exceptions près, nos tentatives d'infections de laboratoire ? — des septicémies artificielles sans analogie dans la nature, mettant aux prises deux êtres qui ne sont pas adaptés l'un à l'autre. Essayez de provoquer un furoncle chez un lapin avec un staphylocoque doré cultivé d'une lésion humaine, et vous verrez la difficulté !

Pénétrons-nous bien de cette vérité que la maladie

(*) Nous emploierons dans ce travail cette expression pour désigner brièvement tout ce qui a rapport à la vie commune des parasites et de l'organisme hospitalier.

infectieuse est une collaboration entre deux organismes, et que ce n'est que l'étude de leur action commune qui éclaircira nos idées.

Qu'est-ce qui semble plus simple et plus clair que l'infection intestinale par des ascarides ? Et cependant des études récentes ont montré jusqu'à quel point la collaboration intime de l'organisme est nécessaire pour l'établissement du parasite dans l'intestin, et quelles voies compliquées l'œuf et la larve du ver doivent suivre avant de mener à bien leur progéniture.

Si l'on revoit, pénétré de ces idées, toutes les expériences scientifiques qui forment la base de nos conceptions actuelles, l'on se rendra compte rapidement combien est restreint le nombre de celles qui méritent d'être retenues.

Que tant de öses d'une culture de microbes tuent tant de kilogrammes de cobaye et que cet effet puisse être évité par telles interventions préalables, cela peut présenter de l'intérêt, mais n'a aucun rapport, même éloigné, avec une maladie spontanée.

Les laboratoires biologiques, où les cobayes morts ou survivants sont considérés comme des papiers tournesols rougissant ou bleuissant, ont perdu tout contact avec l'étude de la maladie. Sans parler des expérimentations pseudo-scientifiques qui, s'efforçant à transformer la microbiologie en une science exacte comme la chimie, n'en ont fait en réalité qu'une science occulte, compréhensible seulement pour quelques rares initiés.

Les expériences qu'il nous faut étudier, elles existent pourtant en grand nombre : ce sont les maladies banales

de tous les jours et leurs réactions à nos efforts thérapeutiques ; mais, pour les comprendre, il faut s'efforcer
à lire dans le livre de la nature sans se laisser troubler
par des commentaires basés sur des idées préconçues.

III

Lorsque l'on veut se former une idée d'ensemble sur le parasitisme microbien des organismes supérieurs, il faut se rendre compte avant tout qu'on se trouve en face d'un état d'équilibre qui doit permettre nécessairement aux deux organismes en question de vivre et de subsister, sinon toujours en tant qu'individus, du moins dans leur race.

Imaginons un microbe d'une virulence extrême et constante : il aurait depuis longtemps détruit le genre humain ; imaginons une défense organisée sans défaut : le microbe ne pourrait ni se fixer ni pulluler, il serait anéanti à chaque tentative d'attaque, et rapidement sa race aurait cessé d'exister.

Si donc, à une époque précise, nous constatons un état de parasitisme, il doit y avoir à ce moment un équilibre entre les forces des deux organismes en question.

Lorsque, dans le courant de l'évolution, cet équilibre se rompt, l'un ou l'autre, l'hôte ou le parasite, doit disparaître ; il y a peut-être là une des lois encore obscures de la transformation de la flore et de la faune d'une planète.

Les symptômes de combat que nos recherches biologiques nous révèlent sont les forces antagonistes qui tiennent l'échafaudage. Comme dans un édifice, la résistance des murailles et le poids de la toiture se contrebalancent ; comme dans une société, les tendances divergentes des différentes classes arrivent à créer, pour un spectateur ayant un certain recul, un état d'équilibre, comme dans une guerre de position un observateur éloigné aurait l'impression d'un état stable là où le témoin plus rapproché ne verrait que tuerie, destruction et antagonisme ; ainsi, dans la symbiose entre une race microbienne et une race animale, malgré toutes les manifestations de combat et toutes les victimes, il doit y avoir des forces antagonistes qui se neutralisent, et à un avantage acquis par un des partis doit succéder une réplique appropriée de l'autre. C'est là une condition *sine qua non* pour la réalisation de l'équilibre que nous observons.

Il est naturel que de prime abord nous voyions et considérions spécialement ce combat du point de vue de notre camp, que nous en déplorions les dommages, que nous en glorifiions les actes de défense et que nous en omettions parfois les fautes.

Le but de toutes nos pensées et de tous nos efforts consistant à soutenir l'organisme dans son action contre le parasite, nous oublions trop volontiers de regarder le combat du point de vue du camp ennemi, et de remarquer les ruses dont nous sommes parfois les dupes. Notre admiration pour la superbe organisation de notre corps nous voile souvent les défauts de celui-ci.

Et pourtant, dans cet ordre de recherches, les rôles

simultanés de combattant et d'arbitre sont incompatibles. Nous devons avoir le courage de suivre les conclusions de nos observations scientifiques, même lorsqu'elles semblent devoir diminuer l'admiration et la confiance absolue que nous avions jusque-là en notre organisme.

Du reste, si nous considérons toutes les manifestations connues de parasitisme, nous y observerons toujours ce même principe caractéristique : *c'est que le parasite sait tirer profit d'une façon remarquable des forces de son partenaire, et qu'il arrive à le duper en utilisant et en faisant dévier à son profit certaines qualités ou manifestations particulières de son hôte; il sait le faire agir à son service.* L'existence du parasite est tellement plus précaire, plus aventureuse, plus soumise au moindre hasard que celle de l'hôte, que l'on comprend *a priori* qu'il lui faut des ressources vitales extrêmement ingénieuses.

Si les racines d'une plante, qui trempent dans le sol nourricier, ont besoin de facultés compliquées pour les diriger vers les foyers nutritifs, pour survivre à la sécheresse et à l'humidité excessives, combien plus grandes sont les difficultés que doivent surmonter des aventuriers vivant aux dépens d'un hôte armé pour sa défense. Plus l'organisme auquel ils s'attaquent est subtil, plus ils doivent eux-mêmes user de ruses pour pouvoir le duper par un fin camouflage.

Il y a une gamme d'une variété et d'une richesse énorme, depuis la simple et grossière tromperie du coucou, substituant son œuf à celui de l'étourdi couple nourricier, jusqu'à la construction admirable imposée au rosier par

la mouche de galle, grâce à un mécanisme ingénieux
compliqué.

Essayons de fixer, en passant, pour nos déductions
ultérieures, les caractères principaux de cette galle du
rosier. L'examen, en effet, nous en paraît des plus sugges-
tifs. Cette petite boule moussue, accolée à une tige, semble,
à première vue, être un organisme étranger ayant pris
racine sur le rosier. Un examen plus attentif nous montre
qu'elle est formée de la substance de la plante, qu'elle
est chair de sa chair, que ce sont les cellules végétales qui,
suivant un plan nouveau, ont édifié cette construction
pour abriter l'habitant de la galle, la larve du gallinsecte.

L'organisme nourricier a construit ici, à son propre
détriment, de sa propre substance, un nid vivant à son
parasite. Celui-ci a su, par une irritation mécano-chi-
mique, entretenue plus tard par la larve, imposer aux
cellules du rosier un plan de développement spécial,
approprié à ses fins. Nous ignorons quels sont exactement
les moyens utilisés, mais il est probable que ce sont des
irritations analogues à celles qui, chez la plante, déclen-
chent physiologiquement la croissance ou la cicatrisation,
puisqu'on y retrouve les mêmes éléments histologiques et
morphologiques. Il est probable que le parasite utilise un
mécanisme existant et le fait dévier à un moment donné
à son profit.

En tous cas, la galle est le résultat d'une collaboration
intime, d'une *symbiose* entre les deux organismes en jeu.
Ceux-ci créent, par leurs actions et réactions réciproques,
quelque chose de nouveau, un produit vivant, patholo-

gique au point de vue de l'organisme hospitalier, indispensable à l'évolution de la race parasitaire.

Si, dans les galles des plantes provoquées par des insectes, l'utilité de la production pathologique pour le parasite saute aux yeux, nous sommes loin d'être fixés jusqu'ici sur la signification des productions pathologiques se développant dans la symbiose des microbes et des organismes supérieurs.

Du moins, à l'heure actuelle, n'a-t-on que des idées très vagues sur le sens biologique des crown-galls des chrysanthèmes et des cancers des betteraves, provoqués par des bacilles spécifiques, et, pour ce qui concerne les productions pathologiques des tissus animaux causées par des microbes, on les considère en général comme des organisations de défense. Nous reviendrons sur ce point tout à l'heure.

IV

Lorsque, profitant du hasard d'une blessure ou bien usant de leurs propres moyens, des microbes pathogènes ont réussi à s'introduire à l'intérieur de l'enceinte cutanée ou muqueuse de leur organisme de choix, deux possibilités se présentent :

Ou bien les intrus peuvent être anéantis dès leur entrée sans autre répercussion générale ou locale, ou bien cette infection peut donner lieu à toute une série de réactions, depuis la simple folliculite jusqu'à l'anéantissement de l'organisme atteint, suivant la nature du microbe en jeu et l'état général du sujet infecté ; — l'étude de ce second terme de l'alternative fera l'objet du prochain chapitre : considérons d'abord le premier, plus fréquent, mais peut-être moins frappant parce qu'il est plus silencieux.

Les surfaces cutanées et muqueuses étant, pour la plus grande partie, en contact constant avec des microbes de tout genre, il est inévitable que fréquemment des staphylocoques, des streptocoques, des bacilles de Koch, des bacilles diphtériques et, pendant des périodes d'épidémies, de nombreux autres spécimens de microbes pathogènes, se trouvent accidentellement transportés dans l'enceinte des cellules vivantes ; dans l'énorme majorité des cas, les accidents de ce genre ne sont suivis d'aucune réaction pathologique visible.

On a comparé avec raison cet état de choses à l'aspect d'une communauté humaine bien administrée et bien policée, où les perturbateurs de l'ordre et de la sécurité sont aussitôt éliminés sans fracas, tandis que des barricades, des tranchées, des fusillades et des gibets sont plutôt des syndrômes d'un équilibre troublé ; ainsi, dans le cas de l'organisme, les furoncles, les érysipèles, les fièvres, les éruptions de tout genre témoignent d'une insuffisance ou d'une défaillance des défenses physiologiques.

Dans un organisme fort et bien équilibré, la phagocytose et les anticorps humoraux suffisent en général à capter les microbes dès leur entrée et à en empêcher la pullulation. Nous venons de nommer les deux grandes armes de l'organisme contre l'invasion microbienne : la faculté phagocytaire des leucocytes qui déblaient les microbes entrés dans l'organisme, et les manifestations d'immunité humorale qui, seules ou en association avec la phagocytose, empêchent les microbes de faire souche.

Ces manifestations défensives de l'organisme ont été grandement étudiées depuis Pasteur ; ces études, nous l'avons déjà dit, sont à la base de l'édifice superbe de l'immunisation prophylactique.

Cependant, dans le cas que nous venons d'examiner, il n'y a guère de combat entre le microbe et l'organisme ; celui-ci étant franchement le plus fort, il anéantit l'ennemi dès son invasion.

Ce cas de prépondérance unilatérale ne touche que de

loin notre sujet ; il constitue une des limites dans les rapports antagonistes entre les microbes et l'organisme, tandis que l'autre cas extrême est celui du cobaye foudroyé par un dose massive de microbes injectés dans sa circulation.

Ces deux cas ne présentent pas, en réalité, de manifestations de combat ou d'activité bilatérale ; nous n'y voyons tout au plus que des symptômes d'agonie, une fois du microbe, la seconde fois de la part de l'organisme.

Par contre, ce qui nous semble surtout digne d'une étude et d'une méditation approfondie, c'est le combat lui-même à armes quasi égales, propres à maintenir pendant quelque temps un état d'équilibre entre les deux antagonistes, combat d'où naîtront des conditions et des productions pathologiques d'un intérêt tout spécial.

V

Nous venons de considérer le cas où l'invasion microbienne se trouve arrêtée grâce aux défenses appropriées
de l'organisme.

Si nous abordons maintenant l'étude de la maladie
microbienne proprement dite, nous tâcherons d'abord de
fixer plus exactement les caractères qui la différencient
du groupe précédent.

L'accident commun aux deux groupes, c'est l'entrée
du microbe pathogène dans l'enceinte cellulaire ; les
événements ultérieurs se distinguent absolument.

Contrairement à ce que nous avons observé dans les cas
de résistance physiologique à l'infection, où le microbe
est anéanti dès son entrée, dans le cas de *maladie* le
microbe prend pied dans l'organisme. Cet établissement
se manifeste par une pullulation locale formidable. Le
microbe fait souche, et c'est de cette culture première
que découleront tous les événements à venir.

La durée de l'incubation, le lieu de la pullulation, les
caractères histologiques de la réaction somato-parasitaire
changeront suivant l'individualité du microbe en jeu,
mais toujours nous observerons la formation de *l'accident
primitif*, qui constitue le premier nid de la souche microbienne en voie de développement.

Ces accidents primitifs, ce sont : le chancre dans la syphilis, les plaques de Peyer dans la typhoïde, les bubons, les ulcères ou les foyers pulmonaires dans la peste, les tubercules dans la tuberculose, les furoncles dans les staphylococcies, etc., etc.

Nous croyons que c'est d'une analyse minutieuse de l'accident primitif et d'une interprétation stricte des ouvrages de ce premier édifice de la symbiose somato-microbienne que découlera une conception plus adéquate de la maladie parasitaire, et nous espérons qu'une telle conception nous ouvrira des horizons nouveaux et nous facilitera la compréhension et les recherches dans des domaines bien obscurs jusqu'ici. Nous pensons aussi que ces idées nouvelles feront disparaître les contradictions intolérables entre la théorie et la pratique, que nous avons signalées au début de cette étude.

Il ne peut pas être question ici de passer en revue l'histologie et ce que nous savons de la biologie des accidents primitifs des différentes maladies microbiennes ; une telle accumulation de détails nous apporterait plus de confusion que de lumière. Il s'agit, au contraire, de débarrasser chacune de ces manifestations individuelles de la vie commune entre un microbe spécial et l'organisme de ce qu'elle a de particulier, de ce qui caractérise son individualité, pour ne laisser subsister à nos yeux que les qualités qui leur sont communes à toutes, et partant essentielles à la symbiose en général. Ainsi, si nous avions à étudier le phénomène de l'incubation, sa durée spéciale dans la syphilis, la typhoïde ou la gonococcie ne nous intéresserait pas ; ce serait le trait commun d'un état latent entre l'entrée du microbe dans l'organisme et l'apparition des premiers phénomènes morbides qui retiendrait notre attention. Nous ne nous arrêterons pas aux différences histologiques entre un chancre syphilitique, un tubercule tuberculeux et un tubercule lépreux, nous ne retiendrons que leurs traits communs et, plus nous aurons d'observations spéciales pour base, plus nous aurons de chances d'éliminer tout ce qui est fortuit.

Dans le parasitisme ou la symbiose animale, le parasite sait rechercher et atteindre par ses propres moyens son lieu d'élection ; ainsi le gallinsecte choisit dans son vol, entre mille plantes, le rosier hospitalier et sur celui-ci la place spéciale propice à sa ponte.

Certains microbes pathogènes, à défaut de propres moyens de locomotion, savent mettre à leur service les ailes et les pattes d'autrui, l'anophèle transporte les sporozoïtes du paludisme vers leur hôte et se charge de les implanter dans leur milieu nutritif ; mais, à part ces cas d'utilisation raffinée de forces et d'instincts étrangers, le microbe pathogène dépend des hasards de locomotions de fortune pour atteindre son hôte ; il compense alors le nombre des victimes de cette existence aléatoire par une fécondité formidable.

Or, que se passe-t-il lorsque, grâce à un hasard entre cent mille, — heureux ou néfaste, selon le point de vue de l'observateur, — des tréponèmes pâles ont trouvé une fissure cutanée où s'introduire, des bacilles typhiques colportés dans de l'eau ou du lait ont été amenés dans un tube digestif humain, et, après avoir survécu aux obstacles de l'acidité stomacale, se sont implantés dans la muqueuse intestinale, des bacilles de Koch, charriés par une poussière ou une gouttelette de salive, ont trouvé une voie d'accès dans l'intestin ou le poumon, ou bien que, grâce à la piqûre d'un pou, d'un moustique ou d'une tique, des germes de la peste, du paludisme ou de la fièvre recurrente, ont été transportés à l'intérieur de la cuirasse cornée de l'organisme ?

Eh bien ! dans de nombreux cas, ces intrus succomberont aux défenses naturelles dont nous avons parlé plus haut.

Quelques-uns cependant échapperont, comme Ulysse, à toutes ces embûches semées sur leur route, et c'est à ceux-ci qu'échoira la tâche qui semble être le but de la vie, la manifestation de leurs facultés et la conservation de leur espèce. Ce sont ceux-ci qui retiendront notre attention.

Ces microbes introduits dans l'enceinte de l'organisme semblent avoir dès le début deux destinées différentes: les uns restent accrochés à leur lieu d'invasion primitif, d'autres sont entraînés par la circulation lymphatique et sanguine et disséminés à travers l'organisme.

Nous ne nous attarderons pas à des considérations téléologiques à propos de ce phénomène, observé dans certaines maladies comme la syphilis ou la typhoïde et qui est sans doute général, nous constaterons seulement que cette première dissémination, qui a peut-être une importance secondaire dans les affections dont le premier lieu de pullulation coïncide avec celui de l'invasion, comme dans la furonculose, que cette dissémination est une condition vitale pour les microbes, dont l'accident primitif se forme loin du lieu d'invasion ; si l'ingestion de bacilles de Koch doit pouvoir provoquer des tubercules d'un sommet pulmonaire, si des staphylocoques entraînés dans une blessure superficielle doivent pouvoir occasionner une ostéomyélite, ils ont besoin pour cela d'être transportés par la circulation vers leurs lieux de fixation.

Ces lieux de fixation, les emplacements des accidents primitifs, sont toujours les mêmes pour la même catégorie de microbes : le chancre syphilitique siègera toujours à la peau ou aux muqueuses, l'infiltration du pneumocoque toujours dans le poumon, l'accident primitif de la typhoïde sera toujours dans les plaques de Peyer, la pullulation gonococcique dans la muqueuse uréthrale, utérine ou rectale, celle du paludisme toujours dans le sang.

S'il y a des exceptions à cette règle des lieux d'élection des accidents primitifs, il s'agit, dans la majorité des cas, de lieux de pullulations secondaires, se formant lorsque le corps a été modifié par des transformations allergiques préalables.

Mais, en règle générale, il apparaît nettement que chaque microbe choisit pour sa prise de pied, dans son organisme hospitalier des lieux d'élection absolument exclusifs. C'est là une loi qui s'étend, au delà du parasitisme microbien, au parasitisme animal ; jamais le gall-insecte du rosier ne piquera le chêne, jamais le gall-insecte du chêne ne piquera les tiges au lieu des feuilles, etc., etc.

Si nous insistons sur ce fait connu, si nous cherchons à l'étayer solidement par des analogies dans des domaines voisins, c'est qu'il est le premier argument que nous rencontrons pour une démonstration qui nous semble capitale ; nous croyons qu'il nous démontrerait déjà à lui seul, si nous n'en avions d'autres preuves, que le microbe ne vit pas dans l'organisme comme sur une gélose inanimée.

Imaginons quelques centaines de bacilles de Koch qui ont pénétré par l'intestin dans la voie sanguine, côtoyant tous les tissus, tous les organes. Ces tissus et ces organes, nous le savons, peuvent dans certains cas les nourrir et les abriter ; donc il n'y a pas d'incompatibilité mécanique, physique ou chimique pour leur prise de pied, et, malgré cela, ils se fixent toujours à la même place, dans les sommets ou les ganglions pulmonaires. Nous en déduisons qu'il y a manifestement une attraction entre le microbe et cet organe d'élection.

Théoriquement, cette attraction peut être passive en ce sens que tous les autres organes repousseraient ou extermineraient le microbe, sauf l'organe d'élection, ou bien l'organe d'élection fournirait un terrain spécialement propice, et il serait pour cette raison choisi entre tous : ce serait l'élection active.

L'élection passive semble peu probable, car nous ne savons rien de moyens de défense spéciaux qui pourraient garantir certains organes à l'exclusion d'autres. L'élection active semble également étrange, car nous voyons dans cette formation de l'accident primitif tous les éléments qu'on s'accorde à considérer comme des armes défensives de l'organisme. Le microbe choisirait donc son nid dans un organe qui se défendrait remarquablement. Nous reviendrons sur ce point après avoir jeté un coup d'œil sur la structure des accidents primitifs.

Malgré toutes les différences individuelles qui caractérisent les divers accidents primitifs, nous trouvons cependant quelques caractères qui sont communs au follicule typhique, à l'amygdale diphtérique, au tubercule, au chancre syphilitique, au furoncle, à l'infiltration pneumonique : ce sont les symptômes classiques de l'inflammation, stase veineuse et exsudation lymphatique, l'appel des éléments cellulaires mobiles et la prolifération de cellules fixes. Ces phénomènes peuvent, suivant leur combinaison, suivant l'individualité des éléments en jeu, suivant la prépondérance et le caractère de l'exsudation, présenter des aspects absolument différents. Néanmoins, toujours nous nous trouvons en face d'une construction édifiée anatomiquement avec les mêmes matériaux cellulaires et humoraux de l'organisme hospitalier.

Au point de vue du parasite, nous observons en règle constante que ces édifices cellulaires abritent des microbes en quantités incomparablement plus considérables que n'importe quelle autre région du corps à la même période. C'est-à-dire que si, à force d'ingéniosité et de patience, nous pouvons trouver quelques tréponèmes dans la circulation au moment du chancre, jamais nous n'en trouverons une quantité comparable à celle qui pullule dans l'accident primitif.

A part quelques cas rares, comme dans le tétanos ou la

furonculose simple, où la pullulation se limite à l'accident primitif, celui-ci constitue en général le point de départ pour l'invasion de l'organisme par le parasite ; c'est lui qui est la source première d'où les microbes débordent dans les organes environnants et vers des lieux de fixation secondaires. Enfin, l'accident primitif joue un rôle capital dans la biologie générale du microbe, car c'est de là que se déversent le plus souvent à l'extérieur d'innombrables individus microbiens, parmi lesquels échoira à quelques-uns la tâche de trouver des hôtes nouveaux pour perpétuer ainsi la race.

Ceci nous démontre que les accidents primitifs sont les abris, les berceaux, les foyers de pullulation des microbes qu'ils hébergent.

Nous tenons à faire remarquer spécialement que ces considérations ne contiennent aucune part d'hypothèses, mais qu'elles sont bien l'expression de faits indiscutés.

Ces faits peuvent se résumer ainsi :

Dans la symbiose entre les microbes pathogènes et l'organisme, celui-ci construit, dans des lieux d'élection de sa propre substance, des édifices spéciaux. Ces édifices abritent et nourrissent la souche microbienne et lui permettent de pulluler, ils jouent un rôle capital dans la perpétuation de la race du parasite.

Avant de nous aventurer sur des terrains plus incertains de l'interprétation de ces faits, constatons seulement que notre caractérisation générale des accidents primitifs concorde absolument avec ce que nous savons de certaines galles végétales. Le rosier, lui aussi, construit

de sa propre substance un édifice qui abrite et nourrit
la jeune génération du parasite pendant son éclosion.

Toutefois, ici, les voies sembleraient diverger, car, tandis que nous savons, grâce à des possibilités d'observations plus faciles, que le rosier construit cet édifice protecteur à son ennemi par suite d'une irritation trom-
peuse de celui-ci, et qu'en vérité le constructeur n'en
tire aucun profit personnel, on nous a appris que notre
organisme ne faisait pas de pareilles sottises et que ses
édifices pathologiques sont la manifestation d'un combat
défensif de sa part, d'un combat raisonné, mesuré, et
d'une perfection supérieure.

Osons examiner de plus près et critiquer cette conception, malgré la haute autorité de ses parrains.

Considérons les uns après les autres les arguments
fournis par l'observation ou la déduction qui ont fait
adopter cette théorie de la défense adéquate de l'organisme : nous ne parlerons qu'en passant d'un motif
d'ordre sentimental et peut-être un peu mystique qui,
malgré cela, croyons-nous, joue un rôle plus important
qu'il ne le mériterait dans notre manière d'envisager
les choses : c'est l'idée subconsciente de la perfection
absolue de notre organisme et de son rôle prédominant
dans la nature. Ainsi, il nous est de prime abord anti-
pathique de le trouver en défaut, ou seulement plus
faible ou moins circonspect que ses adversaires.

Mais revenons à des considérations plus scientifiques.
Il est indiscutable que l'aspect histologique de certains
accidents primitifs impose l'idée d'un *barrage*. L'infiltration cellulaire autour du foyer central de proliféra-

tions et de nécroses tissulaires et de pullulation microbienne, la formation de la membrane isolante de l'abcès, jusqu'à la bordure inflammatoire macroscopique de l'érysipèle, tout cela semble indiquer que la destination biologique de cette barrière cellulaire est d'empêcher la pénétration de microbes pathogènes dans l'organisme.

La destination biologique, l'intention du corps et des cellules, sont, certes, difficiles à pénétrer ; mais, ce que nous pouvons voir et discuter, c'est le résultat objectif de l'entreprise. Notons d'abord que tout barrage circulaire peut avoir *a priori* deux destinations, soit celle dont nous venons de parler, d'empêcher un élément dangereux de sortir de l'enceinte et de nuire à l'entourage, soit une seconde, qui consiste à tenir à distance des éléments de l'entourage qui pourraient nuire à ceux du centre; il y a le barrage autour de la forêt en flammes et le barrage autour des joyaux de la Couronne exposés publiquement ; il y a un barrage contrariant une force centrifugale et un autre contrariant une tendance centripétale. En général, le constructeur de la barrière se trouvera du côté défensif, mais ce n'est pas là une condition absolue, et nous ferions souvent erreur en concluant à la vue d'un barrage qu'il est construit par le défenseur. Ainsi, l'observation de la galle du rosier nous démontre que la destination de cet édifice n'est pas la protection contre une force centrifugale, une barrière que le rosier oppose à son ennemi, mais bien, au contraire, que la galle garantit l'insecte contre des ennemis venant de l'entourage. Un contradicteur subtil pourrait nous objecter que, dans le cas de la galle, le directeur spirituel de l'édifice, le réel constructeur, ce n'est pas le rosier, mais bien l'insecte, que c'est l'insecte et sa larve qui, par des artifices chimiques et mécaniques, obtiennent du rosier un travail plus nuisible qu'utile à l'ouvrier ; il nous dirait que l'architecte, c'est l'insecte, et que les tissus hospitaliers ne font fonction que de manœuvres et de matériel à construction. Nous n'aurions rien à objecter à une telle argumentation ; bien au contraire, nous partagerions entièrement ce point de vue distinguant entre l'auteur et l'artisan de l'édifice somato-parasitaire.

Lorsque nous voulons pénétrer la signification de la réaction qui est constituée par l'accident primitif, il s'agit de la soumettre à une analyse semblable.

Là aussi, puisqu'il y a un barrage, il doit y avoir : 1.° un artisan ; 2° quelqu'un qui profite de la construction ; et 3.° un adversaire contre lequel le barrage sert d'abri. Cherchons à répartir ces rôles sans aucun parti pris, mais rappelons-nous que l'artisan de l'édifice n'en est pas nécessairement le profiteur.

Ceux qui considèrent que c'est l'organisme qui tire profit de l'édifice de réaction argueront en faveur de leur point de vue, en montrant les accidents néfastes survenant lorsque le barrage devient inopérant ; ils rappelleront, par exemple, les catastrophes septicémiques dans l'anthrax. On nous expliquera ainsi que cette formation défensive a protégé l'organisme pendant toute l'évolution de l'anthrax contre l'invasion staphylococcique et que, lorsqu'elle a fini par céder pour une raison quelconque, cette défaillance a été suivie promptement par la catastrophe générale ; ce serait donc là une démonstration nette de l'utilité du barrage pour l'organisme.

Qu'il nous soit permis, malgré ces arguments, de considérer le point de vue opposé.

Si la formation anthraxique est réellement construite dans un but défensif pour l'organisme, elle a failli à sa destination bien avant la catastrophe septicémique. Car, aux quelques staphylocoques introduits dans l'enceinte cutanée et qui, dans leur nombre primitif restreint, n'auraient aucunement nui à l'organisme, elle a donné un asile, elle leur a fourni l'occasion de se multiplier à l'extrême, de trouver dans cette prolifération une recrudescence de virulence, et alors, après les avoir cultivés, elle les a laissé passer dans la circulation. Voici donc au moins deux défaillances, dont la seconde est peut-être encore moins considérable que la première, parce qu'elle a un caractère accidentel, mais dont la première est la règle.

La nature ne nous a pas habitués à la trouver ainsi en défaut ; il doit donc y avoir une erreur dans nos déductions.

Si, par contre, nous considérons cette formation pathologique de l'anthrax comme un édifice que le microbe a su faire construire à son profit par l'organisme pour protéger sa jeune génération contre les attaques de la défense naturelle du corps, contre les ennemis qui l'extermineraient si le passage était libre, tout ce phénomène prend à nos yeux un caractère infiniment plus simple et plus compréhensible.

Les premiers microbes ont provoqué la formation de

l'anthrax (comme le gallinsecte a été l'animateur de la naissance de la gale) ; ainsi a été créée la construction somato-parasitaire, qui a donné asile à la souche microbienne et a rendu possible sa pullulation ; avec la réalisation de la culture staphylococcique, le but de cet édifice était atteint, la membrane protectrice de la souche devenait sans objet ; dans le cas spécial, au lieu de se déverser à l'extérieur, par suite de conditions accessoires quelconques, les microbes se sont répandus dans la circulation en quantités et en qualités dépassant les facultés défensives des humeurs, quantités et qualités acquises au sein et à l'abri de l'accident primitif.

Enfin, la faculté protectrice pour l'organisme se trouve réfutée, non seulement par ces déductions, mais surtout par les nombreux cas qui, loin d'être l'exception, sont, bien au contraire, la règle générale et absolue, où les accidents primitifs n'ont manifestement aucune fonction protectrice ; ainsi, jamais un chancre induré n'a arrêté l'évolution d'une syphilis et empêché sa généralisation, jamais un tubercule lupique n'a arrêté l'évolution de la maladie, jamais une plaque de Peyer n'a fait avorter une typhoïde.

Dans la diversité des réactions tissulaires dues à des microbes, il y en a qui n'ont qu'un caractère local limité, d'autres ont des tendances à la généralisation ultérieure en déversant dans la circulation une partie des microbes qu'elles ont « couvé » ; chez d'autres enfin, ce phénomène est facultatif. Il résulte de cette diversité de caractère des infections microbiennes une différence considérable au point de vue du sujet atteint, la limitation de l'accident primitif à sa place initiale et son évolution vers l'évacuation spontanée nous apparaît comme une guérison naturelle, et nous la saluons comme un événement heureux ; l'évolution vers la généralisation a pour nous, pour notre santé et pour notre vie un caractère plus grave ; toutefois, au point de vue du microbe, pour l'existence de sa souche et de sa race, ces différences de manifestations n'ont qu'une importance secondaire ; l'essentiel, pour lui, c'est d'arriver à pulluler et à se répandre. Considérés ainsi, les cas accidentels de septicémie ne lui sont pas les plus propices, car souvent l'extermination de l'organisme hospitalier entraîne avec elle la disparition de la souche microbienne.

Si donc, forts de ces déductions, nous reprenons notre problème du barrage dans la réaction somato-parasitaire, il nous semble que nous tenons maintenant les éléments nécessaires à sa solution. Il n'y a aucun doute : c'est l'organisme qui construit l'accident primitif ; il n'y a aucun doute : c'est la souche microbienne qui y trouve son nid de pullulation ; et nous croyons avoir démontré clairement que ce n'est pas l'organisme qui se trouve abrité contre l'invasion microbienne par le barrage de l'édifice cellulaire. Donc, puisque ce barrage n'agit pas comme élément protecteur de l'organisme, il n'y a plus qu'une interprétation possible :

La réaction somato-parasitaire est une construction de protection pour le microbe, elle est édifiée par l'organisme comme la galle est construite par le rosier ; dans les deux cas, l'artisan n'est pas le profiteur, au contraire.

Comme dans tous les cas de parasitisme observés dans la nature, le parasite, physiquement moins considérable, incapable d'édifier lui-même un abri pour sa souche, sait, par des artifices mécaniques, physiques ou chimiques, faire travailler son hôte, même à son propre détriment.

Envisagées de ce point de vue, les formations cancéreuses d'origine parasitaire, comme les crown-galls des chrysanthèmes, les cancers des betteraves, les sarcômes des poules, les carcinômes spirotériens des rats, perdent le caractère singulier et incompréhensible qu'elles revêtaient jusqu'à ce jour. L'absence de la moindre ébauche défensive dans leur structure histologique et leur effet biologique manifestement néfaste pour l'organisme les mettait en contradiction flagrante avec toutes les idées pathologiques en cours.

Dès le moment que nous apercevons une autre destination possible pour la construction d'édifices symbiotiques, qu'au lieu de leur octroyer un rôle « somatophile » nous reconnaissons leur effet « parasitophile », toutes ces difficultés de compréhension s'évanouissent.

Nous ne voulons pas élargir le cadre de ce travail en montrant les conséquences de nos idées sur les théories du cancer humain ; qu'il nous soit permis seulement de mentionner qu'elles nous semblent détruire des obstacles qui s'opposaient jusqu'ici à l'hypothèse de l'étiologie parasitaire.

On a comparé l'insertion et la vie de l'œuf fécondé dans la matrice à un parasitisme. L'analogie est plus complète qu'on ne s'en est douté jusqu'ici. Le mécanisme de l'englobement de l'œuf par les cellules de l'utérus et les premières formations tissulaires de l'enveloppe rappellent certaines réactions cellulaires provoquées par des microbes, et surtout lorsqu'un œuf égaré dans des régions où la grossesse ne peut pas aboutir normalement fait naître des enveloppes protectrices et nourricières dans des organes étrangers, dans ces cas de gravidité extra-utérine, l'idée s'impose que l'organisme est l'esclave parfois aveugle d'une provocation étrangère et, qu'obéissant à des irritations complexes, il édifie même à son détriment un nid pour son parasite.

Nous aurons à étudier plus tard les conséquences de cette conception sur nos idées de pathologie et de thérapeutique. Si cette conception veut prétendre au droit de cité, si elle correspond vraiment aux lois de la nature, elle devra nous faciliter la compréhension de maints problèmes obscurs jusqu'à ce jour. Pour le moment, constatons qu'elle range le parasitisme microbien dans la grande catégorie du parasitisme général.

Toutefois, après avoir envisagé la symbiose somato-parasitaire du point de vue microbien, après avoir considéré tous les avantages que le microbe retire de la collaboration des tissus, rappelons-nous notre qualité d'arbitres impartiaux et étudions les raisons qui peuvent déterminer l'organisme hospitalier à travailler ainsi en mercenaire du parasite et souvent contre ses propres intérêts vitaux.

Le génie de J.-H. Fabre nous a appris que, dans la lutte pour la vie, les insectes de proie se comportent comme s'ils connaissaient les moindres détails de l'anatomie et de la physiologie de leurs victimes. De même le parasite agit comme s'il avait une notion exacte des fonctions de son hôte, et il sait les faire dévier à son usage.

Ainsi, le coucou profite de l'instinct maternel et du manque de discernement de l'alouette. Le gallinsecte utilise les facultés réparatrices du rosier répondant à une blessure, il utilise sans doute aussi les réflexes qui commandent la repousse de feuilles et de bourgeons, et, par un entretien et un réglage savant de blessures et d'irritations chimiques et mécaniques, il fait dévier à son profit ces fonctions et les amène à la production de l'édifice qu'il désire.

Donc, si on nous permet cet anthropomorphisme, les cellules du rosier une fois « croient » réparer une entaille, une autre fois elles « croient » barrer l'entrée à un poison, puis elles « croient » dérouler le processus habituel du bourgeonnement, parce que le parasite leur a savamment appliqué des irritations analogues à celles qui, normalement, commandent à ces réactions. Anatomiquement, nous retrouvons tous les éléments de ces fonctions physiologiques dans la construction de la galle, *mais ce ne sont que des ébauches : elle n'aboutissent pas à leur dénouement normal, elles aboutissent au dénouement voulu, préparé, entretenu et dirigé par le parasite.*

Il en est de même dans tous les accidents primitifs et, en général, dans toutes les réactions tissulaires de la symbiose somato-microbienne. Nous y retrouvons les éléments de toutes les fonctions défensives et réparatrices connues. La leuco- et la lymphocytose, cette fonction qui, dans la défense naturelle de l'organisme, capte et fait disparaître les intrus ; ces leucocytes, ils accourent sans doute « dans l'intention » de faire leur œuvre policière, mais, en réalité, ils sont appelés — dans la gonorrhée, par exemple — par le microbe, auquel ils servent de nid, de nourriture, de lieu de pullulation. Dans d'autres affections, leurs cadavres, résultats de la lutte, le pus caséifié, par exemple, servent de nourriture à la souche microbienne.

La prolifération des cellules fixes, épithéliales ou conjonctives, est une des fonctions de la cicatrisation normale, de la réparation des tissus traumatisés ; nous la retrouvons dans les accidents primitifs à des degrés divers, suivant l'affection en jeu.

Enfin, il est incontestable que l'organisme possède la faculté d'établir une barrière défensive et démarcative entre des tissus sains et des tissus nécrotiques ; c'est cette faculté qui semble être à la base de la construction des barrages dont nous avons parlé précédemment. Il nous semble bien que le corps « croit » se défendre contre l'infiltration des toxines microbiennes, lorsqu'il édifie la paroi qui abritera la pullulation de la souche parasitaire, et, lorsqu'il établit ce barrage, « son intention » est sans doute défensive, mais, tandis qu'il construit cet édifice contre un danger dont il s'exagère peut-être l'importance, le microbe profite du barrage en sens contraire. Il profite du barrage dont il a provoqué la construction par une ruse de guerre.

Ainsi, là encore, l'analogie reste complète entre le parasitisme animal et le parasitisme microbien.

Et, si nous nous rappelons le problème du lieu d'élection, qui nous a troublé précédemment, la solution en vient d'elle-même à notre rencontre à présent : si le bacille de Koch entraîné dans la circulation ne s'est pas fixé dans le foie, la rate, le cœur ou les muscles avant de prendre pied dans un sommet pulmonaire, c'est que, dans tous ces divers organes, il a trouvé, non pas un terrain inhabitable, non pas une défense insurmontable, mais de « *l'indifférence* ». *Ces organes n'ont pas répondu à l'appel de ses toxines par la construction d'un tubercule, ils ne lui ont pas créé le refuge nécessaire pour sa pullulation, ils ne l'ont pas isolé par une barrière protectrice, et ainsi il est devenu la proie des défenses naturelles. Il n'y a que le poumon qui, par suite d'une sensibilité spéciale, d'une « nervosité » exagérée, si l'on peut dire, lui a permis de déclencher le mécanisme qui a mené à la construction de l'abri.*

Donc la disposition spéciale du microbe pour un lieu de fixation n'est pas motivée par des conditions de nourriture remarquables à cette place, elle n'est pas motivée non plus par une exclusion de la part des autres organes, mais elle est la conséquence d'un empressement anormal, pathologique, que met le tissu en question à répondre à l'irritation microbienne. Et, de même qu'il y a une différence parmi les divers organes au point de vue de leur empressement à réagir à l'appel du microbe, de même il existe une différence parmi les individus. Le staphylocoque ne trouvera son nid acnéique que dans la peau, et, d'autre part, ce n'est que chez certaines personnes que se manifestera cette lésion cutanée.

La chimie et la sérologie trouveront peut-être un jour des différences humorales entre un individu disposé à l'acné et un autre qui peut porter sur sa peau les mêmes microbes sans réagir, mais toujours on devra reconnaître que, biologiquement, ces différences se manifestent par le fait que leurs tissus sont tantôt indifférents, tantôt sensibles à l'irritation microbienne provocatrice des réactions en question.

Ainsi c'est bien l'individu dont les tissus ne s'exagèrent pas l'importance de l'intoxication microbienne cherchant à provoquer la réaction somato-parasitaire qui sera le plus sain ; c'est bien l'organisme qui ne s'empressera pas à échafauder à la première alerte des barrières moins utiles à lui-même qu'au parasite qui sera le mieux équilibré.

Or, cette conclusion correspond à la réalité : ce sont bien les organismes forts naturellement ou entraînés par une immunisation préalable, qui restent indifférents à la première invasion microbienne, qui laissent à leurs défenses naturelles le soin d'éliminer les ennemis, tandis que les individus aux tissus plus irritables, plus « nerveux », moins confiants en leurs forces naturelles, donnent l'alarme à la première attaque et font ainsi le jeu du microbe.

Certains animaux réfractaires à la tuberculose, comme les gerbilles et les spermophiles, fournissent un témoignage de plus en faveur de ce que nous défendons. Calmette (*) s'exprime ainsi à ce sujet : « Les bacilles restent

---

(*) Conférence à l'Université de Strasbourg (v. *Le Médecin d'Alsace et de Lorraine*, 1923, p. 690).

dans leur humeurs ou dans leurs tissus comme des corps
étrangers inoffensifs. Et cependant ils échappent à la
digestion des leucocytes qui les ont englobés. L'organisme
ne parvient à s'en débarrasser qu'avec une extrême len-
teur. Il les élimine peu à peu par les voies d'excrétion
naturelle des déchets cellulaires. Mais, pendant des mois,
même pendant des années, on en retrouve autour du point
d'inoculation, et ils y ont conservé leur vitalité et leur
virulence, car ils sont parfaitement capables de tubercu-
liser d'autres animaux sensibles, comme le cobaye. »
Cette observation confirme, elle aussi, que ce n'est pas la
défense qui vient à bout du microbe pathogène, mais que
c'est le *manque de collaboration* de la part de l'organisme
infecté qui l'empêche de pulluler.

Nous voyons ainsi tomber, grâce à notre conception,
cette idée saugrenue, qui serait la conséquence logique
de la théorie voyant une réaction de défense appropriée
dans l'édifice somato-parasitaire ; cette idée qui devrait
saluer l'apparition de ces réactions et devrait considérer
l'individu couvert de furoncles comme le mieux organisé,
le lupique comme celui qui se défendrait remarquablement contre le bacille de Koch.

Notre conception nous démontre le contraire, elle est
ici encore conforme à la logique et à l'expérience.

*Nous savons maintenant qu'il n'y a de maladie que
lorsque le microbe trouve un concours* ACTIF *auprès de
son hôte.*

VI

L'observation impartiale des faits acquis et la logique
nous ont amené à concevoir et à interpréter, comme nous
l'avons fait, les phénomènes de la symbiose somato-parasitaire. Notre conception doit maintenant subir l'épreuve
de l'expérience pour justifier définitivement sa raison
d'être.

L'analyse des entreprises thérapeutiques et de leurs
résultats nous montrera par un argument nouveau de
quel côté se trouve la vérité.

Cette fois-ci, il n'y aura plus de place pour la moindre
équivoque, car nous nous trouvons en face de deux thèses
absolument opposées, et les réponses de l'expérience doivent rendre possible un verdict décisif et sans appel.

Si la théorie voyant dans la réaction tissulaire une
construction défensive pour l'organisme est exacte, les
entreprises utiles de la thérapie seront celles qui entre-
tiendront, renforceront, déclencheront, si possible, ces
réactions.

Si, par contre, la théorie de la collaboration des
microbes et des tissus est conforme à la réalité, les suc-

cès thérapeutiques seront pour les méthodes tendant à altérer, à détruire, voire à empêcher la naissance de ces réactions, les associés du microbe néfaste.

Nous ne parlons pas de la destruction directe du microbe, qui, évidemment, constituera une mesure salutaire dans les deux cas, la mesure thérapeutique idéale, mais bien rarement à notre portée jusqu'ici.

Analysons donc quelques-unes de nos méthodes thérapeutiques, en choisissant nos sujets d'observation parmi des affections à portée de vue et dont il est aisé de suivre l'évolution. L'ingéniosité de la thérapeutique, contrôlée par l'observation impartiale des résulats acquis, met à notre disposition des expériences en nombre suffisant.

Examinons, par exemple, le cas d'une tuberculose cutanée, lupus ou tuberculose verruqueuse. Il s'agit, sans aucun doute, d'une des lésions dont nous avons parlé plus haut, foyer microbien — peu habité, il est vrai, mais certainement lieu de pullulation — entouré des réactions tissulaires typiques, prolifération de cellules fixes, lymphocytose, inflammation, etc. ; un accident primitif à type de granulation infectieuse. L'agent provocateur est le bacille de Koch.

Si la théorie ayant cours commandait la manière d'agir, que devrait faire actuellement le thérapeute en face d'une telle lésion et à défaut de moyens capables d'exterminer les microbes ? — Il devrait s'ingénier, nous l'avons dit, à renforcer, à augmenter cette réaction cellulaire, qu'il considère comme étant salutaire ; en tous cas, il y a *une seule chose* qu'il ne devrait *pas* faire, c'est de toucher à cet édifice des tissus dans une intention destructive.

Mais, bientôt, le malade soumis à cette thérapeutique expectative verrait son mal empirer, et si aucun érysipèle salutaire ne venait entraver la marche de la maladie, les oreilles, les lèvres, le nez, les paupières deviendraient, dans le cours des années, les victimes de la symbiose des microbes et des tissus.

Devant des ravages si graves et si désespérants, la thérapeutique empirique délaisse ce guide infidèle de la théorie à la mode, elle se rappelle les interventions qui ont obtenu quelques résultats par le passé, elle essaye sur le mal, les unes après les autres, toutes les méthodes nouvelles qu'on découvre au cours des années, depuis les rayons X, le salvarsan, jusqu'à l'autohémothérapie. Cette expérimentation, contrôlée par des milliers d'observateurs, élimine automatiquement les mesures indifférentes ou nuisibles, et, lorsque l'action salutaire du temps qui passe a calmé l'enthousiasme des optimistes et le scepticisme des pessimistes, l'observateur impartial retrouve dans l'arsenal de cette thérapeutique empirique quelques armes dont l'efficacité ne peut être mise en doute, même si leur mode d'action reste obscur. Naturellement, pour parer à la contradiction entre la théorie et la pratique, on fabrique *ad hoc* des explications factices, qui comblent superficiellement un hiatus gênant.

Voyons ces modes de guérison, cherchons à saisir la façon dont ils agissent sur les microbes et sur les tissus.

Il est indiscutable que, par les moyens chirurgicaux de curettages et de scarifications, par les cautérisations ignées ou chimiques, par les rayons de lumière et les rayons X, l'on peut, dans l'énorme majorité des cas, modifier, limiter, guérir une affection de tuberculose cutanée.

La plupart de ces méthodes n'ont aucune action destructive directe sur les microbes, la scarification ne fait tout au plus que les remuer, les rayons X ou lumineux ne les atteignent pas à travers les tissus à des doses qui pourraient leur nuire sérieusement, le curettage et les cautérisations ignées ou chimiques en éliminent une quantité plus ou moins grande, mais qui ne constitue souvent qu'un pourcentage négligeable. En tout cas, les méthodes de curettage et de scarification libèrent de nombreux microbes de leurs barrages tissulaires et provoquent ce que ceux-ci sont censés empêcher : elles facilitent aux agents pathogènes l'accès dans la circulation ; malgré cela, les cas de généralisation après scarification sont nuls, ceux qui surviennent après des curettages sont d'un nombre absolument négligeable. Observation qui vient réfuter une fois de plus la théorie du barrage défensif pour l'organisme.

Par conséquent, les succès thérapeutiques dont nous venons de parler ne peuvent pas être causés par une désinfection microbienne ; celle-ci n'en constitue pas le principe curatif, puisqu'elle n'entre pas en ligne de compte dans les méthodes les plus efficaces, comme les scarifications et les rayons X.

Voyons donc l'action de nos méthodes sur les tissus.

Les édifices cellulaires provoqués par la symbiose sont hachés par les scarifications, éliminés par les curettages, brûlés par les pointes de feu, cautérisés par les agents chimiques, criblés par les ondulations des rayons X ou lumineux, destructeurs par excellence des cellules jeunes.

Ainsi, parmi toutes les méthodes mille fois contrôlées par l'empirisme, les seules qui ont subsisté sont celles qui, mécaniquement, chimiquement ou physiquement, détruisent les réactions cellulaires édifiées par l'organisme autour des foyers microbiens.

Si, forts de notre conception de la collaboration somato-parasitaire et ignorant la pratique, nous avions dû indiquer *a priori* des méthodes susceptibles de guérir le lupus, nous n'aurions pu en imaginer d'autres et nous n'aurions pu faire un choix plus systématique et plus complet. Notre conception nous eût commandé, à défaut de moyens destructeurs des microbes, de nous attaquer à leur associée involontaire, de détruire les réactions cellulaires. La pratique nous a devancé en trouvant des mesures capables d'abattre les édifices abritant et nourrissant les provocateurs du mal.

Notons cette concordance frappante des résultats de l'empirisme inconscient et de nos idées, dont le point de départ se trouvait sur un tout autre terrain.

La dure nécessité, qui prend les armes contre le mal où elle les trouve, et ne se soucie que de leur efficacité, n'a jamais traité ces réactions cellulaires en adversaires, mais bien au contraire en associées du microbe.

Ce que nous a démontré la thérapie de la tuberculose cutanée, de nombreuses autres observations nous le confirment ; la plupart des interventions efficaces de la thérapie anti-infectieuse consistent en réalité à gêner et à détruire l'œuvre de l'organisme dans la symbiose somato-parasitaire, à défaut de moyens microbicides utilisables.

Comme dans la tuberculose cutanée, dans l'impétigo contagiosa, notre thérapie est une thérapie altérante pour les tissus. Cette affection qui, sans notre intervention, peut se prolonger pendant très longtemps, cède en peu de jours à des mesures contrariant les productions tissulaires de la symbiose. L'élimination systématique des croûtes, des pustules, du pus, de la sérosité, suffisent, en enlevant au streptocoque le sol nourricier, à guérir la maladie.

Notre manière d'agir vis-à-vis d'un abcès en voie de formation est au moins aussi suggestive ; les uns le soigneront en maintenant dans une position élevée la partie malade dans l'idée de combattre l'hyperémie, d'autres feront de la stase veineuse pour augmenter l'hyperémie, les uns feront des compresses chaudes ou des cataplasmes, les autres appliqueront de la glace. Et le plus curieux, dans toutes ces entreprises contraires, c'est qu'elles amèneront des résultats à peu près identiques.

Comment expliquer ces contradictions patentes ?

L'explication en est simple, lorsqu'on a compris la loi de la nature que nous cherchons à faire prévaloir. Les méthodes thérapeutiques que nous mentionnions tout à l'heure ont, malgré leurs différences apparentes, un trait commun : elles entravent, chacune à sa façon, l'action normale des tissus, elles altèrent l'évolution régulière de l'édifice cellulaire préparé par le microbe pour sa pullulation, elles sont, malgré toutes les explications factices

par lesquelles on a voulu les rendre compréhensibles
jusqu'ici, des méthodes perturbatrices pour la collaboration somato-parasitaire.

Les grands succès des rayons X, dans la thérapeutique
des maladies à agent pathogène connu ou encore inconnu,
reposent sur un principe analogue.

Même les écoles qui combattent l'extension de l'application des rayons dans la thérapeutique dermatologique
ne le font pas parce qu'elles les considèrent comme inef-
ficaces, mais bien pour les dangers ultérieurs que peut
causer un maniement maladroit de cette arme délicate.
En tout cas, les dermatologistes qui ont étendu l'application des rayons à la plupart des maladies cutanées —
et nous connaissons des cliniques dermatologiques où tous
les malades passent par le cabinet radiologique — nous
ont prouvé par leurs résultats immédiats que l'on *peut*
modifier et guérir par les rayons presque toutes les maladies cutanées parasitaires, depuis l'acné jusqu'à la furonculose, les impétigos, le sycosis simple, les trichophyties,
le chancre mou (*).

Cette influence curative indéniable des rayons X ne
repose pas — nous l'avons dit — sur une faculté microbicide quelconque, elle est uniquement le résultat de leur
capacité de destruction élective des tissus jeunes. Ce que
les scarifications, les pointes de feu, la douche filiforme
font mécaniquement et grossièrement, les ondulations des
rayons X, plus fines, plus rapides et plus fréquentes,

_____

(*) Nous ne parlerons pas de la microscopie et du favus, où
la guérison est provoquée par un mode d'action différent : la
faculté épilante des rayons X.

l'accomplissent d'une façon analogue ; elles parviennent, judicieusement dosées, à foudroyer les cellules en formation, tout en épargnant les tissus plus âgés et plus résistants. Elles réalisent, elles aussi, de cette façon, un postulat de notre conception, en anéantissant les abris microbiens nécessaires à la pullulation.

Après tous ces exemples dermatologiques, que nous avons choisis parce qu'ils sont plus démonstratifs, parce que leurs lésions évoluent sous nos yeux, que nous pouvons y suivre les progrès du mal et les modifications provoquées par les interventions, analysons une mesure de thérapie interne, dont le succès est également hors de doute : le pneumothorax dans la tuberculose pulmonaire.

Là non plus, il ne peut être question d'une action directement nuisible au microbe, ni d'un accroissement de la vigueur ou des forces défensives des tissus ; bien au contraire, par le collapsus du poumon, nous y entravons la circulation et toutes les autres fonctions, mais, d'autre part, nous en modifions le caractère, nous lui enlevons cette prédisposition spéciale à répondre à l'appel du microbe, nous le rendons plus « paresseux », si l'on peut dire, moins « nerveux », moins empressé à construire l'abri et à amener la nourriture à son hôte.

Ainsi, l'empirisme thérapeutique confirme, par ses mesures, le bien-fondé de nos conceptions, et nous revenons à la notion instinctive de l'homme primitif et de l'animal, qui n'ont jamais cessé de considérer la bulle, la pustule, le papillôme surgissant sur la peau lisse, comme des formations néfastes qui doivent être éliminées.

Grâce à nos conceptions nouvelles, ce n'est plus à notre corps défendant et contrairement à nos convictions intimes que nous combattrons ces formations pathologiques, mais bien en connaissance de cause, sachant qu'il s'agit d'abris et de nids microbiens obtenus par ruse au détriment de l'organisme hospitalier. Et nous serons plus avisés pour la critique de ce qui est, et pour la recherche de ce qui sera.

VII

Maintenant que notre conception, née de l'observation, a subi l'épreuve et la trempe de l'expérimentation thérapeutique, voyons si elle peut nous ouvrir des voies nouvelles pour la compréhension de problèmes insolubles jusqu'à ce jour.

Parmi toutes les méthodes thérapeutiques récentes, aucune n'a troublé autant les esprits, aucune n'a ébranlé autant toutes les croyances que la thérapie non spécifique.

Déjà la vaccinothérapie, c'est-à-dire le traitement d'organismes infectés de microbes par l'administration d'un surcroît des agents nocifs, provocateurs du mal, était difficile à comprendre, et, par ses résultats inconstants, ne concordait pas avec l'hypothèse d'un renforcement de la défense. Mais que dire lorsque des expérimentateurs modifièrent et guérirent des affections gonococciques par la tuberculine, lorsqu'on vit fondre et disparaître des furoncles, des acnés, des trichophyties, des impétigos, sécher des écoulements blennorrhagiques, guérir avec une célérité quasi miraculeuse des arthrites gonococciques par des injections intramusculaires de lait ou de térébenthine (*) ? Là, le mot magique de spécificité n'était plus de mise, on chercha des explications partout..., on ne trouva rien.

Klingmüller, un des protagonistes de la thérapie non spécifique, l'inventeur des injections de térébenthine, après avoir analysé admirablement (**) toutes nos connaissances de cette matière, termine son rapport par ces mots désabusés : « Ces explications vous donneront très peu de satisfaction ; moi non plus, elles ne me contentent pas, mais il m'est impossible, à l'heure actuelle, de vous donner des interprétations positives. »

Une analyse complète de toutes les expériences et de toutes les tentatives d'explication de la thérapie non spécifique dépasserait les limites de cette étude ; elle risquerait même de nous dérouter par la multiplicité des détails. Essayons toutefois d'en saisir les caractères essen-

---

(*) Les nouvelles méthodes de traitement du charbon *fournissent un exemple suggestif* pour la *substitution à la thérapie* soi-disant spécifique d'une thérapie purement protéinique. Nous citons d'après Cheinisse, dans l'*Année thérapeutique*, 1922, p. 51, les travaux de R.-F. Vaccarezza, F.-F. Inda et R. Posse : « Les observations de nos confrères argentins ont d'abord confirmé que le sérum normal de bovidés est aussi efficace contre le charbon humain que le sérum anticharbonneux. Il ne saurait évidemment être question ici d'une action spécifique : le sérum normal agit simplement à titre de protéinothérapie. S'il en est ainsi, il paraît tout indiqué de substituer au sérum une substance d'effet similaire. Vaccarezza, Inda et Posse ont eu recours dans ce but à de la peptone en solution de 5 %. Les résultats obtenus se sont montrés si satisfaisants que, au cours des six derniers mois, tous les cas de charbon admis dans le service de Destéfano furent traités par des injections de peptone, à l'exclusion de toute autre thérapeutique biologique. »

(**) Klingmüller, *Archiv. f. Derm u. Syphilis*, vol. 138, p. 164.

tiels pour les mettre en regard de nos conceptions sur la symbiose somato-parasitaire :

1° A la base du problème se trouve la vieille notion expérimentale de la dérivation, le fait incontesté que, par une inflammation artificielle ou naturelle·(abcès ·de fixation, séton, cautère, vésicatoire, mouche de Milan, érysipèle survenant sur lupus), il est possible d'atténuer et. de mener vers la guérison une affection existante. Klingmüller a montré qu'une injection préalable de térébenthine affaiblit l'effet normal d'une injection ultérieure de tuberculine ou d'une irritation par rayons. ultraviolets, il résume à peu près ainsi ses observations sur l'effet de la térébenthine : « Les causes morbides deviennent incapables, quelque temps après l'injection, d'agir comme par le passé sur les tissus environnants et d'exercer leur action chimique à distance. » Il cherche à expliquer ces faits par l'action possible de contre-poisons, et conclut par la constatation que la térébenthine « dérive ».

Notons qu'en principe il n'a pas vu de différence d'efficacité entre les injections intramusculaires et l'application intraveineuse, que la lésion *locale* produite par l'injection ne semble pas essentielle. Les expériences d'Arloing, Dufour et Langeron, sur l'avortement d'une infection expérimentale par un choc colloïdal préalable, découlent du même principe.

2° Il est avéré que les injections de lait, de térében-thine, de sérum ou d'autres substances analogues, n'ont aucune action directe sur les microbes. Personne ne s'est jamais imaginé que le sang du même individu pris dans la veine et réinjecté dans ses muscles puisse agir en destructeur direct de l'agent pathogène.

3° Le temps qui s'écoule entre l'injection et l'action salutaire visible est souvent très court, se mesure par quelques heures. Il n'y a pas d'exemple que des interventions immunisantes agissent aussi rapidement.

4° Jamais l'on n'a pu trouver une augmentation d'anticorps parallèle à l'effet thérapeutique ; aucune immunité ne résulte en général de ces interventions.

5° A côté des succès, nous voyons quelquefois des aggravations patentes ; parfois l'injection déclenche une généralisation de l'infection. Dans des cas de septicémie, on n'observe en général aucune action salutaire de la thérapie non spécifique, au contraire.

On a essayé d'expliquer une partie de ces phénomènes par l'hypothèse, toute gratuite du reste, que l'injection non spécifique déclencherait en « irritant » l'organisme un mécanisme de défense de la part de celui-ci, mais cette hypothèse ne se fonde sur rien de précis, elle ne s'appuie sur aucun fait expérimental ou clinique, elle est contradictoire à la rapidité de la réaction, et enfin elle laisse inexpliqués les cas d'aggravation provoqués par le traitement.

La tendance à masquer notre ignorance par des pseudoexplications, comme la désensibilisation, ne fait que remplacer une énigme par une autre et n'offre aucun avantage réel. L'insuffisance d'une telle explication a été reconnue publiquement par l'aéropage des savants qui se sont réunis au deuxième Congrès des dermatologistes de langue française.

L'énigme des phénomènes de dérivation reste donc entière ; nous ne savons qu'une chose, c'est que son action, pourtant indéniable, n'est ni microbicide ni immunisante.

Voyons si notre théorie peut devenir un guide dans ce labyrinthe :

Puisque, comme nous l'avons constaté, aucune des mesures de thérapie non spécifique n'a d'action antimicrobienne directe ou indirecte, elles ne peuvent agir que sur l'organisme. Cette action opère-t-elle dans une direction d'un renforcement des défenses naturelles ? Malgré tous les efforts, nous l'avons dit, rien de pareil n'a jamais été constaté objectivement. Bien au contraire, l'observation clinique nous montre qu'il s'agit de mesures altérantes et perturbantes pour l'organisme ; le choc, la fièvre, le malaise général qui, presque toujours, suivent l'injection efficace et précèdent la convalescence, le prouvent.

Au lieu de faire intervenir entre cette action altérante, que tout le monde reconnaît, et l'effet salutaire, une réaction de défense plus que problématique, suivons le simple bon sens, qui nous dit que cette action altérante constitue, non pas indirectement, mais directement, le principe curatif. L'altération, la perturbation de l'état général, en touchant toutes les fonctions de l'organisme, atteint également la réaction somato-parasitaire et, si elle est assez violente, elle arrive à faire disparaître ce milieu nourricier et à effondrer les barrières construites par l'organisme autour du foyer microbien. L'injection altérante de térébenthine agit en principe de la même façon que le scarificateur qui laboure les édifices de la symbiose, seulement elle agit par une voie de détour, en lésant l'organisme en son ensemble. Le choc de l'intervention non spécifique possède, comme les ondes des rayons X, une faculté élective pour les tissus jeunes lorsque sa puissance peut être dosée de telle manière que, tout en détruisant les édifices de la symbiose, il n'altère pas d'une façon durable l'équilibre de l'organisme dans son ensemble.

Envisagée du point de vue de notre conception, toute la question prend ainsi un autre aspect.

Si nous voyons, comme il a été exposé plus haut, dans la réaction somato-parasitaire, un édifice créé par l'organisme dupé, dans une « intention » défensive, mais qui, au lieu d'aboutir à sa défense, devient un asile pour le microbe, nous considérerons la dérivation artificielle d'un impétigo par un séton comme une distraction, un détournement voulu de ces mesures pseudo-défensives de la lésion primitive vers la lésion secondaire et provoquée.

L'organisme, en portant une partie ou l'ensemble de ses moyens de réaction disponibles d'un point à l'autre, en négligeant le premier lieu d'attaque microbienne, cesse en même temps de pourvoir le parasite de nourriture et de le protéger, il le livre sans défense, nu et déraciné, aux puissances policières de la circulation. Il fait du foyer microbien localisé une septicémie, il transforme le combat, qui ressemblait à l'investissement d'une place forte, en une bataille rangée, avec tous les avantages et tous les risques que comporte une telle modification.

Au sein de cette place se forgeaient les armes, naissaient avec une rapidité prodigieuse de nouveaux combattants ; en en abattant les remparts, on arrête ce renfort constant de l'ennemi, que l'on disperse et que l'on affaiblit ainsi ; mais, si l'on a attendu trop longtemps, si l'ennemi était déjà devenu trop puissant et trop nombreux, la bataille ouverte peut tourner au détriment de l'organisme, la septicémie provoquée, au lieu d'être de courte durée et de se trouver jugulée par les défenses générales de l'organisme, peut devenir délétère.

Nous croyons que cette conception du processus de la dérivation correspond absolument aux faits observés. L'organisme, en effet, agit comme s'il ne disposait à un moment précis que d'une certaine somme de forces réactives. Si Klingmüller a vu, comme nous l'avons relaté plus haut, qu'une injection de térébenthine atténuait la réaction ultérieure d'une injection de tuberculine ou même d'une irradiation ultra-violette, il en résulte que l'organisme a semblé diviser ses forces pour répondre aux deux irritations et que, par conséquent, chacune des deux réactions en ait été atténuée.

Bien que parfois les différentes réactions de l'organisme revêtent un caractère spécial, que les éléments de la réaction tuberculeuse, par exemple, ne soient pas les mêmes que ceux de la réaction érysipélateuse, il semble cependant que toutes ces réactions contiennent un élément commun indispensable à chacune d'elles ; nous voyons ainsi que l'éruption d'érysipèle, en dérivant vers soi les réactions somatiques, peut libérer et vouer à la dispersion et à la destruction les bacilles de Koch et provoquer ainsi la guérison du lupus.

Quant à la vaccinothérapie, elle nous apparaît uniquement comme une application spéciale de cette thérapie dérivante et altérante.

Toutefois, il ne nous semble pas impossible qu'un auto-vaccin puisse avoir des facultés dérivatives plus complètes qu'un agent non spécifique quelconque, parce que les réactions somatiques seraient plus exactement adaptées à lui; c'est là cependant une hypothèse encore sujette à caution.

En tous cas, nous ne voyons aucune autre différence possible entre la vaccinothérapie et la médication non spécifique ; une différence qui, si elle existe, se manifesterait uniquement par le degré d'efficacité, mais non pas quant au principe de l'activité, une différence peut-être quantitative, mais, certainement, non qualitative.

Nous comprenons maintenant pourquoi une injection d'auto-hémothérapie, qui pourtant n'apporte aucun élément nouveau dans l'enceinte de l'organisme, peut proquer la disparition de furoncles : les mesures résorptives qu'elle provoque réduisent les moyens réactifs autour du foyer microbien et par là les forces qui protègent le parasite.

Ainsi, à la lumière de notre théorie, non seulement les

différentes particularités de cette thérapie, inexplicables jusqu'à ce jour, deviennent compréhensibles, mais même elles apparaissent comme étant obligatoires.

Il n'est plus question d'action microbicide directe ; il n'est plus question d'action immunisante ; une comparaison des temps nécessaires à l'immunisation et à la thérapie dérivante est devenue oiseuse ; nous comprenons à présent les dangers inhérents à ces méthodes. Nous saisissons le mécanisme de l'action quelquefois salutaire de la tuberculine dans la tuberculose, et nous voyons aussi pourquoi ce traitement peut, dans certains cas, produire un résultat contraire à celui que l'on en attendait : parce que jusqu'à ce jour nous ne savons pas reconnaître d'avance si le malade viendra à bout des bacilles libérés dans sa circulation ou si ceux-ci sauront se créer des foyers nouveaux de pullulation. Nous comprenons les accidents de métastases et de septicémie dans le cours de la vaccinothérapie antigonococcique. Enfin, nous nous rendons compte que ces mesures doivent être sans efficacité, mais bien au contraire nuisibles dans les septicémies en cours, où elles ne font qu'absorber une partie des défenses générales, si nécessaires à ce moment. Il n'y a que les septicémies relativement bénignes, ayant leurs sources dans des foyers microbiens peu nombreux et peu considérables, que nous pourrions espérer combattre ainsi par une action sur le foyer, action qui, tout en augmentant le nombre des microbes déversés dans la circulation, en tarirait la source. Ainsi agiraient, par exemple, les métaux colloïdaux dans certaines infections généralisées.

En résumé, ces considérations sur la thérapie non spécifique confirment ce que nous a appris l'analyse des mesures thérapeutiques du lupus et de l'impétigo.

Nous comprenons, à la lumière de notre conception, les deux principes fondamentaux de toute thérapie anti-infectieuse :

D'abord la destruction directe des microbes par la chimiothérapie ;

Et la seconde méthode, l'attaque des édifices de la symbiose somato-parasitaire par les divers procédés de la thérapie dérivante.

Tandis que la recherche de moyens microbicides est difficile à l'extrême, tandis qu'il faut une patience presque surhumaine et des ressources considérables pour combiner et expérimenter les 606 ou 914 divers médicaments qui, tout en tuant à des doses minimes le parasite, épargnent l'organisme hospitalier, l'action sur l'édifice de la symbiose est à la portée de tout le monde. La térébenthine, l'hyposulfite de soude, la glucose, le lait, la peptone, le sérum frais ou chauffé, propre ou étranger, des suspensions microbiennes spécifiques ou non spécifiques, des toxines de tout genre, des métaux colloïdaux, des décoctions sudorifiques, tout cela peut devenir un agent curatif du moment que le corps en est lésé et avec lui l'édifice de la symbiose somato-parasitaire.

Cette thérapie n'a point à se préoccuper de la sensibilité variable des différents microbes envers un agent chimique quelconque, son point d'attaque est toujours le même : l'organisme. La difficulté dans l'application de ces méthodes, c'est le dosage de la violence de l'altération et le choix du moment propice ; le danger, la septicémie causée par des microbes trop virulents ou trop nombreux en rapport avec les forces défensives de l'organisme.

A côté de l'application isolée de ces deux méthodes, l'on peut aussi en envisager la combinaison. Il est probable que le traitement mixte de la syphilis, comme on le pratique actuellement, réalise ce cas ; il semble que le mercure, que Trousseau déjà rangeait parmi les médicaments altérants, attaque les modifications tissulaires, tandis que le salvarsan détruit spécialement le tréponème.

Il est certain que tout ce processus de la dérivation est accompagné et déclenché par des modifications humorales. Personne n'aura l'idée de contester que la phase négative opsonique, que le choc colloïdoclasique n'en soient des éléments considérables. Cependant, il nous semble que ce sont là des facteurs isolés plus ou moins importants d'une fonction analogue à un rouage ou à un arbre de commande dans une machinerie compliquée, que leur connaissance peut faciliter pour notre compréhension la synthèse de l'événement, mais que ce n'est que l'image adéquate de cet événement, la notion profonde de ses causes et de ses effets, qui peut satisfaire entièrement notre curiosité scientifique et élargir notre manière d'envisager la nature. Une telle conception d'ensemble a, en outre, l'avantage pratique de nous guider dans nos interventions et de nous montrer les limites tracées d'avance à notre activité.

TABLE DES MATIÈRES

NIORT. — IMP. TH. MARTIN